EXAMEN CRITIQUE

DES

DIVERS MODES DE PRÉPARATIONS

QU'ON FAIT SUBIR

AUX EAUX MINÉRALES

LYON, IMPRIMERIE DE REY ET SÉZANNE,

Rue Saint-Côme, 2.

EXAMEN CRITIQUE

DES

DIVERS MODES DE PRÉPARATIONS

QU'ON FAIT SUBIR

AUX EAUX MINÉRALES

DANS LE BUT

D'EN CONCENTRER LES ÉLÉMENTS DE MINÉRALISATION

PAR

J.-E. PÉTREQUIN

Professeur à l'Ecole de Médecine de Lyon ,
Ex-Président de l'Académie des Sciences, Belles-Lettres et Arts de la même ville,
Lauréat de l'Académie de Médecine de Paris,
Chevalier de la Légion d'honneur, etc.

Lu à l'Académie des Sciences, Belles-Lettres et Arts de Lyon,
dans sa séance du 14 avril 1863.

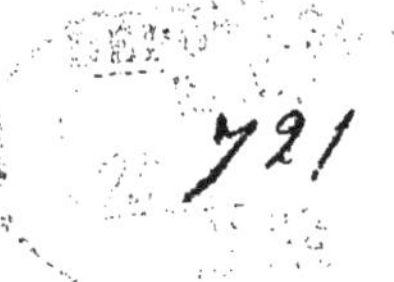

LYON

MÉGRET, LIBRAIRE

QUAI DE L'HÔPITAL, 51

1863

EXAMEN CRITIQUE

DES

DIVERS MODES DE PRÉPARATIONS

QU'ON FAIT SUBIR

AUX EAUX MINÉRALES

DANS LE BUT

D'EN CONCENTRER LES ÉLÉMENTS DE MINÉRALISATION

PAR

J.-E. PÉTREQUIN

Professeur à l'Ecole de Médecine de Lyon ,
Ex-Président de l'Académie des Sciences, Belles-Lettres et Arts de la même ville.
Lauréat de l'Académie de Médecine de Paris,
Chevalier de la Légion d'honneur, etc.

(Lu à l'Académie des Sciences, Belles-Lettres et Arts de Lyon,
dans sa séance du 14 avril 1863).

Parmi les questions difficiles que présentent les eaux minérales, et elles en renferment un grand nombre, figure celle
des manipulations qu'on peut leur faire subir pour les réduire
à un petit volume en concentrant leurs éléments minéralisateurs.

L'histoire médicale des eaux minérales a offert de grandes
vicissitudes : elles jouissent aujourd'hui d'une faveur croissante ; il y a 30 ans à peine, les hommes les plus considé-
rables de la science professaient à leur endroit une extrême
incrédulité, comme le prouveront les citations suivantes que
je tire d'un livre classique, le *Dictionnaire de médecine et de
chirurgie pratiques* : « Rien n'est plus bizarre que le résumé
des opinions hasardées ou fausses qu'on a répandues sur les

eaux minérales, et qui sont adoptées généralement comme les choses les mieux démontrées, sans qu'on veuille se donner la peine de les vérifier : tant il est vrai que les hommes en général aiment mieux *croire aveuglément* que d'examiner et de juger par eux-mêmes ! » (Tom. VI, art. *Eaux minérales*, pag. 508). Nous lisons plus loin : « Mais les résultats obtenus, en les admettant même comme bien établis, appartiennent-ils plus aux qualités intrinsèques des eaux minérales qu'au mode d'administration plus ou moins heureux employé par tel ou tel médecin et qu'aux circonstances accessoires dont la part n'a pas été faite, d'une manière équitable, par les *partisans crédules* des eaux minérales et de leur *divinum quid?*» (Pag. 510). L'incrédulité systématique des auteurs se donne libre carrière dans le paragraphe que voici : « On ne sait qui l'on doit le plus accuser de l'ignorance ou de la prévention (1). Quelles sont en effet les maladies contre lesquelles les eaux sont recommandées? ne sont-ce pas ces affections chroniques et rebelles qui font le désespoir du médecin ordinaire, lequel, suivant l'expression qui lui échappe quelquefois dans un moment de franchise indiscrète, se débarrasse du malade en l'envoyant aux eaux ? ce qui veut dire, en traduisant son idée mot à mot, qu'il l'y envoie sans croire le moins du monde qu'il puisse y trouver la guérison : c'est en effet ce qui arrive le plus souvent ; car les malades reviennent dans un état aussi fâcheux ou même plus grave que celui où ils étaient au départ, etc. » (Pag. 512). Or, si je ne me trompe, il y a là une

---

(1) « Les eaux minérales ont été assez longtemps considérées à travers le prisme de la prévention, et entourées d'un merveilleux qui a toujours réussi dans les temps d'ignorance. » (Id. ib. p. 506). — « Ceux qui sont véritablement malades guérissent bien rarement aux eaux, lorsque leurs affections ont un certain degré de gravité ou d'ancienneté. Pour la plupart, ils quittent les eaux dans un état semblable à celui où ils étaient en y arrivant ; souvent même leur position y devient plus fâcheuse, etc. » (Ib. p. 516).

erreur de diagnostic et de thérapeutique, comme il y a une
erreur de chimie dans l'assertion suivante : « Le nombre des
sources minérales est immense ;..... mais combien cette ri-
chesse apparente est trompeuse ! Quand on examine toutes
ces eaux, on y retrouve les mêmes principes à peu près, avec
quelque différence seulement dans les proportions, etc. »
(Pag. 507). On sera sans doute étonné d'apprendre que ce travail, publié en 1831, est signé de deux autorités imposantes,
M. le Dr F. Ratier, et M. Andral, professeur à la Faculté de
médecine de Paris.

Selon nous, autant le doute méthodique est favorable aux
progrès des sciences, autant aussi le scepticisme leur est nui-
sible. Il y a eu, et il devait y avoir, une réaction profonde
contre une pareille doctrine ; une révolution complète s'est
opérée dans les idées ; et aujourd'hui les mécréants, s'il en
existe encore, seraient assez mal venus à faire une semblable
profession de foi, ou mieux, d'incrédulité. La faveur publique,
à cette heure, est acquise à ce genre d'études ; on a cherché
des sources nouvelles ; on a mieux étudié les anciennes ; et
médecins et malades sont venus demander à cet agent thérapeutique, un secours qui, nous devons le reconnaître, ne leur
a pas fait défaut quand les indications sont bien posées. Des
sociétés d'hydrologie se sont formées ; de nombreuses pu-
blications spéciales ont vu le jour ; et cette branche nouvelle
de la science a réalisé de précieuses conquêtes pour l'huma-
nité souffrante ; il n'y a peut-être pas maintenant de fait mieux
avéré en médecine.

Mais ces stations thermales, dont la bienfaisante efficacité
est de nos jours hors de litige, sont plus ou moins éloignées
des villes ; elles ne s'ouvrent généralement qu'un temps assez
court dans la belle saison ; le malade est obligé de tout né-
gliger pour s'y rendre ; il faut abandonner ses affaires, sa fa-
mille et ses habitudes sociales ; c'est là un sacrifice de temps

et d'argent, souvent incompatible avec les ressources dont on dispose. On ne peut au reste avoir toujours les eaux sous la main quand il en serait besoin. Aussi a-t-on cherché à suppléer les eaux minérales. On s'est efforcé, à l'aide des analyses quantitatives, d'imiter leur composition chimique ; l'on a créé des eaux minérales de toutes pièces. Les premiers essais dans ce genre, tentés par Hoffmann, ont été continués par Venel, Monnet, Priestley, Bergmann, Cavendish, Duchanoy, en 1780, etc. Mais il faut reconnaître avec M. Guibourt, que « l'analyse des eaux était alors trop peu avancée pour que leur imitation pût offrir rien de satisfaisant. » Bien que cet art ait reçu des perfectionnements successifs depuis Paul de Genève jusqu'à M. Henri, il n'est point encore arrivé à un degré de précision vraiment capable de satisfaire (2). Aujourd'hui encore, les eaux minérales *artificielles* ne sont point les sœurs légitimes des eaux minérales naturelles ; les premières ne sauraient usurper l'héritage des secondes ; elles sont inhabiles à leur succéder ; c'est une parenté de nom plutôt que d'effet ; et à la rigueur, la dénomination d'*eaux minérales factices* ne peut guère, à quelques exceptions près, être prise qu'en mauvaise part au point de vue thérapeutique ; tout le monde paraît aujourd'hui l'avoir senti ; aussi a-t-on à peu-près abandonné cette voie pour en tenter une autre.

C'est là une des questions qui préoccupent les chercheurs de notre époque : *Comment serait-il possible de déplacer, de suppléer, de concentrer les eaux minérales ?* La solution de ce problème aurait un grand intérêt pour les médecins et pour

---

(2) On ne se ferait pas une idée juste, en disant avec MM. Andral et Ratier : « Pour faire des eaux minérales un monopole, il fallait bien empêcher de croire qu'on pouvait les imiter facilement. » (*Dictionn.* cité, p. 509). La difficulté n'est pas là ; elle est dans l'état actuel de nos connaissances, qui reste insuffisant, comme le témoigne cet aveu de M. Guibourt : « On fera mieux, sans aucun doute, à mesure que la chimie nous enrichira de nouveaux moyens d'analyse et de synthèse.» (Ib. p. 523).

les malades; nous avons souvent été consulté à cet égard par nos confrères depuis la publication de notre *Traité des Eaux minérales de la France et de l'étranger*, qui a eu l'honneur d'être couronné deux fois par l'Académie de médecine de Paris (3), au concours sur les eaux minérales alcalines, en 1855, et au concours sur les eaux minérales salines, en 1857. Tout récemment encore, l'auteur du *Guide du médecin et du malade aux Eaux minérales*, M. le Dr Constantin James, me fai_ sait l'honneur de m'adresser la lettre qui suit : « Honoré confrère, je m'occupe de quelques recherches sur les eaux minérales transportées et sur les produits qu'on en obtient dans le but de concentrer leur minéralisation. J'ai fait venir à cet égard des échantillons de tous les principaux établissements thermaux, tant français qu'étrangers. Or, les seuls produits que j'ai reçus jusqu'à présent ont tous pour base des sels obtenus à l'aide de *l'évaporation par la chaleur*. Est-ce qu'il n'existe pas quelqu'autre méthode en usage aux eaux minérales pour arriver au même résultat? Votre compétence, si parfaite en hydrologie, me fait attacher infiniment de prix à votre réponse. Agréez, etc. CONSTANTIN JAMES. (Paris, décembre 1862). » J'ai cité ces lignes comme un témoignage de la préoccupation actuelle des esprits qui s'intéressent aux progrès de l'hydrologie médicale ; il en ressort aussi que l'examen critique de la méthode de l'évaporation par la chaleur est un travail neuf qui ne paraît pas avoir été accompli jusqu'ici ; et c'est ce que je vais entreprendre.

---

(3) *Traité général pratique des Eaux minérales de la France et de l'étranger*, contenant la topographie et la climatologie des stations thermales, une classification nouvelle des sources avec leur analyse chimique, et des études spéciales sur l'action physiologique des eaux minérales et sur les propriétés thérapeutiques de chaque classe d'eaux, etc., par J.-E. Pétrequin et A. Socquet, professeurs à l'Ecole de médecine de Lyon, etc. (*ouvrage couronné par l'Académie de médecine de Paris, aux concours de 1855 et de 1857*) ; un fort vol. in-8, avec une *carte des Eaux minérales*, Paris et Lyon, 1859.

§ I. — DE L'ÉVAPORATION A L'AIR LIBRE, A LA TEMPÉRATURE DE L'EAU BOUILLANTE.

Tout à l'heure il s'agissait de fabriquer l'eau de toutes pièces avec des produits étrangers, plus ou moins semblables; ici c'est sur l'eau minérale naturelle qu'on opère; ce n'est plus une création qui est à faire, c'est une simple extraction; qualité et quantité des substances, tout a été déterminé par la nature; l'art semble n'avoir qu'à suivre; on a pensé n'avoir pour cela qu'à concentrer l'eau minérale; et, pour être plus sûr du résultat, c'est sur l'eau prise à son émergence même que l'expérience a été faite. On ne devait perdre aucun des sels qu'elle renferme; et l'on se flattait de conserver en substance la composition chimique de l'eau; on se flattait d'obtenir ainsi tous les éléments qui caractérisent chaque source; on en avait un extrait fidèle; on possédait la quintescence de l'eau, ou plutôt c'était l'eau minérale elle-même tout entière, moins la partie aqueuse, qu'il était, croyait-on, très-facile d'ajouter ensuite.

Telle est la méthode la plus générale, disons mieux, l'unique méthode en usage dans les établissements thermaux; il est douteux qu'on ait rien fait en dehors de l'évaporation à l'air libre et à la température de l'eau bouillante. On paraît généralement satisfait des résultats, et il ne semble pas qu'on doive ambitionner rien de plus. Or, cette méthode donne-t-elle réellement ce qu'elle promet? ses prétentions peuvent-elles être justifiées? et ses produits sont-ils effectivement une reproduction fidèle du composé complexe que représente chaque source minérale? c'est ce que nous allons discuter, en examinant une à une les diverses parties constituantes de chaque classe.

La partie principale dans toute eau minérale, c'est l'eau

qui reste toujours en proportion prédominante, même dans
les sources qui sont les plus riches en éléments. Si nous par-
courons les *eaux alcalines*, nous voyons que les plus minéralisées ne renferment, sur 1000 grammes de liquide, que
4 à 5 grammes de principes fixes, comme Ems, Pougues, Chá-
teauneuf; ou 5 à 6 grammes, comme Royat, St-Nectaire, Vic-le-
Comte; ou au plus 6 à 7 grammes comme Vals et Vichy, etc;
la plus riche connue, celle de Bilin en Bohême, s'élève à
12 grammes, c'est-à-dire 12 millièmes. (Voy. le tableau de
notre *Traité des Eaux minérales*, p. 72). Dans les *eaux salines*,
qui renferment les groupes les mieux dotés en minéralisation,
on constate que, sur 1000 grammes, Lamotte et Bourbonne
offrent 7 grammes de principes fixes, Wiesbaden et Kissingen 8,
Balaruc 9, Ischia en Italie et Leamington en Angleterre 10,
Soden 12, Salins 15, Nauheim 17, Hombourg 18, etc. L'Océan
et la Méditerranée qui ont une constitution à part, présentent
le premier 39 grammes, et la seconde 40, c'est-à-dire en définitive 40 millièmes. (Voy. le *tableau*, p. 260, de notre *Traité
des Eaux minérales*). Quant aux *eaux sulfureuses*, il est remarquable que les plus renommées n'offrent en minéralisation
que 1/2 millième, comme Aix, les Eaux-Bonnes, Bagnols, La-
basserre, ou même 1/3 millième, comme Barèges, Luchon,
Cauterets, Amélie-les-Bains; les plus riches ne vont qu'à 1 ou
2 millièmes, comme Weilbach, Acqui, Cauvalat, ou au plus à
2 ou 3 millièmes, comme Allevard, Schinznach, Auzon; celles
qui sont plus chargées le doivent à leurs éléments salins,
comme Castellamare en Italie, Harrowgate en Angleterre, ou
Uriage en France, qui d'ailleurs ne dépassent pas 7, 11 et
14 grammes. (Voir le *tableau*, p. 440, de notre *Traité*). Des
observations analogues s'appliquent aux *eaux bromo-iodurées*,
comme Challes, Bondonneau, Marlioz, Krankenheil, etc. (Voir
le *tableau*, p. 572, de notre *Traité*). Il en est absolument de
même des *eaux ferrugineuses*, dont les sources les plus esti-

mées oscillent autour de 1 millième, comme Bussang, Provins, Spa, Forges, Schwalbach, Orezza, etc. (Voir le *tableau*, p. 522, de notre *Traité des Eaux minérales*).

Mais cette eau minérale, qu'on a ainsi dépouillée de sa portion aqueuse qui, on vient de le voir, la forme presque tout entière, conserve-t-elle au moins, intactes, ses autres parties constituantes? c'est ce qui reste à étudier. Les eaux minérales contiennent à peu près toutes, et certaines d'entre elles à haute dose, une substance particulière qui a reçu les dénominations diverses de *matière organique*, *barégine*, *glairine*, *matière extractive de l'humus*, etc. Cette substance contribue sensiblement aux propriétés thérapeutiques des eaux et suffit souvent pour constituer une différence d'action entre deux sources analogues: c'est que nous avons fait voir pour les sources de Vichy (voir notre *Traité*, pag. 19), comme pour les eaux salines, sulfureuses, etc. Or, cette matière organique s'altère à partir de 70 degrés, de telle sorte que la chaleur de l'ébullition, nécessaire pour évaporer l'eau, la désorganisera; elle ne pourra plus se redissoudre avec ses caractères chimiques propres (4).

Passons maintenant aux gaz : « L'acide carbonique libre des *eaux alcalines* les rend pétillantes et mousseuses, et leur donne un goût agréable; . . . . c'est un auxiliaire très-utile; il leur enlève la saveur salée ou alcaline peu agréable, qu'elles auraient sans lui; il leur transmet un goût acidule qui plaît, et les fait rechercher, même pour l'usage de la table; en outre, introduit avec elles dans l'estomac, il en facilite la digestion, et en fait, comme on dit, *des eaux hygiéniques* légères qui

---

(4) Il est présumable que souvent la matière organique est encore altérée par la causticité croissante des solutions alcalines et des solutions salines, à mesure que celles-ci se concentrent par le fait de leur exposition à l'air et au degré de chaleur qu'on emploie pour l'évaporation.

sont bien supportées, *tandis que sans lui elles deviendraient lourdes et engendreraient le dégoût.* » (Voir notre *Traité des Eaux minérales*, p. 183). Des considérations semblables s'appliquent à quelques *eaux salines*, et surtout aux *eaux ferrugineuses* (voy. notre *Traité des Eaux*, p. 492), etc. Or, le premier effet de l'évaporation est d'expulser l'acide carbonique libre jusqu'à la dernière bulle; dès lors l'eau minérale ne se trouve pas seulement privée d'un de ses coefficients; nous verrons qu'en outre plusieurs de ses sels en sont aussi décomposés.

Il en est de l'hydrogène sulfuré libre, comme de l'acide carbonique; il se volatilise, comme lui, par le fait de l'évaporation, et fait ainsi perdre à l'eau minérale un principe important. Il y a plus : les eaux sulfureuses de la catégorie de celles que nous avons, dans notre *Traité des Eaux minérales*, appelées *hydro-sulfurées* comme étant spécialement minéralisées par l'hydrogène sulfuré, sont dépouillées, en perdant ce gaz, de leur caractère constitutif; et ainsi décomposées, elles peuvent cesser d'appartenir à la classe des eaux sulfureuses.

Il est presque superflu d'ajouter que l'oxygène et l'azote des eaux minérales subissent le même sort que les acides carbonique et sulfhydrique.

Mais enfin, si *tous les gaz sont perdus*, aurons-nous au moins les sels de l'eau minérale? c'est là surtout la prétention de la méthode qui nous occupe; on se glorifie du résultat; l'industrie privée s'en est emparée pour le proclamer bien haut. On a préconisé une foule de remèdes préparés, dit-on, avec les sels naturels extraits des eaux, comme étant la seule expression fidèle de leur composition chimique. Il est, hélas! fort à craindre (pour nous servir d'une expression adoucie) que ce ne soit là qu'une illusion.

Pour les *eaux alcalines*, nous avons établi (voir notre *Traité*, p. 6 et 15) qu'elles sont minéralisées spécialement par des carbonates et bicarbonates de soude, de potasse, de chaux, de magnésie, etc., et par des silicates des mêmes bases. On sait que les carbonates de magnésie, de chaux et de baryte ne sont solubles dans l'eau qu'à la faveur d'un excès d'acide carbonique; et ils se précipitent tous à mesure que le calorique chasse le gaz de la solution; en cet état, ils sont plus facilement attaquables par les acides forts qui se trouvent dans le liquide, comme les acides sulfurique, hydrochlorique et même sulfhydrique (5). D'autre part, d'après la loi découverte et formulée par Dulong, il faut ajouter que « les carbonates alcalins, qui sont solubles, décomposent par la voie humide, comme par la voie sèche, tous les sels devenus insolubles dont l'oxyde peut former, avec l'acide carbonique, un autre sel insoluble. » (Pelouze et Frémy, *Chimie*, t. 2, p. 49). Voilà pour les carbonates; voici maintenant pour les silicates : on démontre en chimie que « les silicates alcalins, avec excès de base, sont les seuls silicates solubles dans l'eau » (Pelouze et Frémy, Ib., p. 84). Nous avons fait voir dans notre *Traité* (p. 65), que les silicates alcalins tenus en dissolution dans les eaux minérales naturelles, comme par exemple à Plombière et à Evaux, se décomposent avec une grande facilité au contact de l'air, pour se transformer en carbonates. M. O. Henry a constaté, dans ses analyses, que, pour beaucoup d'eaux minérales alcalines, la majeure partie du carbonate de soude obtenu dans le produit de l'évaporation, provient d'un silicate primitif à base de soude, altéré plus tard par l'acide carbonique de l'air extérieur, et peut-être de l'eau elle-même. Ajoutons que la silice, ainsi précipitée par l'évaporation, ne

---

(5) On lit dans le *Traité de Chimie générale* de MM. Pelouze et Frémy, t. 2, p. 82, 1854 : « La chaleur décompose tous les carbonates, à l'exception de ceux de potasse, de soude et de lithine. » (Id. ib.). « On peut déplacer l'acide carbonique en faisant passer un courant d'acide sulfhydrique dans la dissolution d'un carbonate. » (Id. p. 46).

se redissout plus aussi aisément, soit qu'elle n'ait plus la même constitution moléculaire, soit qu'elle ait contracté des combinaisons nouvelles. Ainsi les silicates alcalins se comportent chimiquement comme les carbonates alcalins; j'ai prouvé par des expériences qui me sont propres que, physiologiquement, ils déterminent des phénomènes analogues (voy. p. 94 de notre *Traité des Eaux minérales*); ce qui justifie de tous points notre classification des eaux alcalines.

A l'égard des *eaux salines*, quand elles contiennent soit des gaz, soit des carbonates ou silicates alcalins, elles subissent d'abord les déperditions et les mutations que nous venons de décrire; mais ce n'est pas tout : nous avons établi, en collaboration avec M. Socquet, dans un mémoire couronné par l'Académie impériale de médecine de Paris (concours de 1837), que les eaux salines ont pour caractère spécial d'être minéralisées par des sulfates ou des chlorhydrates de soude, de potasse, de chaux et de magnésie, etc. On peut aussi y trouver parfois, mais toujours à dose insuffisante pour leur imprimer des qualités dominantes, des nitrates (Nauheim, Kissingen, Louëche, Baden-Baden), des phosphates (Wiesbaden, Egra, Weissembourg, Ischia, Soultzbad), des fluates des mêmes bases (Carlsbad), etc. Dans ce composé souvent très-complexe que représente une eau saline, les diverses parties constituantes réagissent les unes sur les autres pendant l'ébullition : plusieurs des combinaisons premières sont détruites, et il se forme plusieurs combinaisons nouvelles dont la science va nous donner la clef. D'après la loi de Berthollet, nous savons que « lorsqu'on mélange deux sels qui peuvent donner, par l'échange de leurs bases et de leurs acides, un sel insoluble ou peu soluble, *ces sels se décomposent*, et le composé le moins soluble se précipite. » Les conséquences de ce principe sont on ne peut plus larges; mais je veux ici, pour le démontrer, invoquer surtout des voix qui me couvrent de leur autorité;

je laisse parler MM. Pelouze et Frémy : *Premier exemple* :
« Lorsqu'on mêle une dissolution de sulfate de magnésie
avec une dissolution de sel marin, et que l'on concentre le
mélange par l'ébullition, on voit se déposer bientôt, dans la
liqueur bouillante, des cristaux de chlorure de sodium ; le
sulfate de magnésie reste dans les eaux mères, et cristallise
ensuite par le refroidissement. — Le résultat est différent si,
au lieu de porter à l'ébullition une dissolution de sel marin et
de sulfate de magnésie, on l'abandonne à elle-même à froid :
le sulfate de soude cristallise le premier, et l'eau mère retient
du chlorure de magnésium. » (T. 2, p. 47). — *Deuxième
exemple* : L'orsqu'on dissout dans une grande quantité d'eau
de l'azotate de chaux et du sulfate de soude, tant que l'eau
est en quantité suffisante pour qu'aucun sel ne puisse s'en
séparer, on ignore quels sont les sels que contient la dissolution. Mais lorsqu'on élimine par évaporation une certaine
quantité d'eau, le premier sel qui se dépose est le sulfate de
chaux, parce qu'il est le moins soluble des sels qui peuvent
se former dans la dissolution. » (Ib., pag. 48). — On pourrait ajouter un troisième cas, les mêmes auteurs citant « un
exemple qui semble démontrer que, dans le mélange de deux
sels ne produisant pas de sels insolubles, il peut se faire cependant une double décomposition ; » et ils rapportent à l'ap-
pui une curieuse expérience de Gay-Lussac (p. 49). — De
tout ceci on est donc autorisé à conclure que l'évaporation
par la chaleur provoque une foule de décompositions et de
recompositions des sels qui transforment toujours plus ou
moins la composition chimique primitive de l'eau saline.

Venons maintenant aux *eaux sulfureuses* ; nous les avons
divisées en 3 groupes : 1° hydro-sulfurées ; 2° sulfurées, et
3° hyposulfitées (Voy. notre *Traité des Eaux minérales*, p. 397).
Nous avons déjà vu plus haut que les *premières*, qui sont
minéralisées par l'acide sulfhydrique, sans sulfure, se décom-

posent par l'évaporation, en perdant leur gaz, et cessent même d'appartenir aux eaux sulfureuses. — Quant aux *secondes*, qui doivent leur caractère distinctif à un sulfure alcalin, elles ne peuvent pas non plus supporter l'ébullition à l'air libre (6), et cela que leur élément principal soit à l'état de monosulfure ou de polysulfure, ou enfin de sulfhydrate. Je tire mes preuves des mêmes autorités que j'ai déjà invoquées, et je cite textuellement : « Les dissolutions des *monosulfures* se décomposent lentement au contact de l'air (7) et se changent en un mélange de carbonate et d'hyposulfite. » (Pag. 62). — « Les *polysulfures alcalins*, en dissolution dans l'eau, se décolorent peu à peu au contact de l'air et se changent en hyposulfites. » (Id., p. 63). — Enfin, « les *sulfhydrates* de *sulfures* (alcalins) sont décomposés par la concentration en monosulfures et en acide sulfhydrique qui se dégage. » (Id., p. 63). Voilà des faits qui ne sauraient laisser aucun doute. — Il nous reste à examiner le *troisième groupe*, les eaux sulfureuses *hyposulfitées* : les altérations qu'elles subissent ont été expliquées par nous dans notre *Traité des Eaux minérales*, pag. 399 et 438; mais j'aime mieux m'appuyer ici sur l'expérience incontestée des chimistes de profession; ils écrivent que « les *hyposulfites alcalins* laissent pour résidu un mélange de sulfate et de polysulfure. Une dissolution d'hyposulfite de chaux se décompose par la chaleur en soufre et en sulfate de chaux. » (Id., p. 73). Les sulfites ne résistent

---

(6) « L'oxygène agit sur les sulfures à l'aide de la chaleur et même à la température ordinaire : le soufre se dégage en partie à l'état d'acide sulfureux, et les métaux restent à l'état d'oxydes, d'oxysulfures, de sulfates, d'hyposulfites. » (Pelouze et Frémy, t. 2, p. 61).

(7) « Les monosulfures alcalins sont décomposés par les acides, même les plus faibles, qui en dégagent l'acide sulfhydrique, sans former un dépôt de soufre. » (Id., p. 61).

pas mieux : « Les *sulfites solubles*, et particulièrement les sulfites alcalins, absorbent l'oxygène de l'air et se changent en sulfate. » (Id., pag. 73). — En résumé, la méthode de l'évaporation à l'air libre n'est donc pas applicable aux eaux sulfureuses.

L'est-elle mieux aux *eaux ferrugineuses*? Nous avons divisé ces eaux en deux groupes : 1° sources ferrugineuses carbonatées, crénatées ou silicatées ; 2° sources ferrugineuses sulfatées, phosphatées ou chlorhydratées. (Voy. notre *Traité des Eaux minérales*, pag. 489). Nous avons montré que les premières étaient mieux supportées que les secondes (pag. 524) ; et nous avons conclu de nos observations que : « les sources ferrugineuses les plus actives seront celles dans lesquelles le fer aura été rendu le plus facilement absorbable, et sous ce rapport les eaux ferrugineuses acidules gazeuses (carbonatées ou crénatées) l'emporteront sur celles qui sont dépourvues d'acide carbonique. Or, telles sont les conditions présentées par les sources les plus renommées (Spa, Schwalbach, Pyrmont, Saint-Alban, etc.). Nous déduirons encore cette seconde conclusion, c'est qu'il n'est point indifférent de faire prendre les eaux minérales telles que la nature nous les fournit, ou d'en extraire par évaporation les sels pour en faire des dragées, des pastilles, etc. Dans le premier cas l'absorption des principes minéralisateurs est facile, parce que la division moléculaire en est poussée assez loin ; dans le second, au contraire, en rapprochant les molécules salines, on les place dans les conditions les moins favorables à leur absorption et surtout au développement de leurs vertus thérapeutiques. » (Voy. notre *Traité des Eaux minér.*, pag. 526). Ajoutons que la chimie fait voir que les sels de fer que renferment ces sources se décomposent facilement. C'est un fait vulgaire que « le carbonate de protoxyde de fer est insoluble dans l'eau;. . . . . il devient soluble dans une eau qui contient de l'acide carbonique;. . . . quand on évapore la solution, ce sel se dépose immédiatement ; il se transforme à l'air en hydrate de sesquioxyde de fer. » (Pelouze et Frémy, id., p. 492). — Le sulfate de fer ne résiste pas mieux : « Une dissolution de sulfate de protoxyde de fer exposée à l'air absorbe de l'oxygène,. . . et laisse bientôt déposer un sulfate de proxyde de fer basique ;. . . lorsque l'action de l'air se prolonge, le sulfate de fer peut se transformer complètement en un mélange de deux sulfates de sesqui-oxyde, l'un neutre et l'autre basique. » (Id., pag. 487). — « La dissolution de sulfate neutre de sesqui-oxyde de fer se décompose par une longue ébullition et laisse déposer un sous-sel hydraté » (Schéerer); c'est de la sorte qu'on fait précipiter le sulfate de peroxyde. (Voy. Pelouze et Frémy, pag. 490), etc.

Mais je m'arrête : je laisserai à une plume plus savante le soin de creuser plus avant le problème que j'ai soulevé. Je présume en avoir écrit assez pour la thèse que j'ai entreprise. Chaptal a dit : « En analysant une eau minérale, on n'en a que le cadavre. » Eh bien ! avec la méthode qui nous occupe, avons-nous au moins ce cadavre sans mutilations et avec toutes ses parties? J'ose croire avoir mis le lecteur en état de répondre lui-même ; et je passe à l'étude d'une autre méthode.

§ II. — EVAPORATION DANS LE VIDE, A UNE FAIBLE TEMPÉRATURE.

Cette méthode n'a point encore, que je sache, été employée dans aucun établissement thermal ; et bien qu'usitée dans les cabinets de physique et pour la préparation de quelques produits chimiques ou pharmaceutiques, elle est à peu près neuve pour les eaux minérales; elle serait cependant supérieure peut-être à la précédente sous certains rapports, quoiqu'elle ne soit pas elle-même exempte, tant s'en faut ! de divers inconvénients.

Ce genre de manipulation, en raison même de ce qu'il a été jusqu'ici à peu près inusité, n'a guère été étudié d'une manière complète dans tous ses détails; aussi serait-il impossible d'arriver dans les livres didactiques les plus étendus, à recueillir, sur ce sujet, un ensemble d'appréciations scientifiques, comme nous venons de le faire; je me bornerai donc à quelques généralités et indications sommaires.

L'opération peut s'exécuter tout entière à une température au-dessous de 40 degrés; et par là même, les différentes altérations et décompositions que la chaleur provoque dans le produit de l'évaporation pourront n'avoir pas lieu.

La matière organique que la température de l'ébullition désorganise, ne sera pas attaquée, et restera intacte, avec la propriété de se redissoudre.

Les décompositions de sels, que d'après la science on considère comme le résultat de l'action de la chaleur à 100 degrés sur les eaux alcalines et les eaux salines notamment, n'auront plus de raison d'être, et la plupart des sels de cette catégorie pourront être conservés.

L'eau minérale se trouvera réduite à l'état d'extrait: l'opération ne doit pas être poussée jusqu'à brusquer une dessiccation complète; et de la sorte on ne privera pas certains sels de leur solubilité (8).

Le résultat définitif est certainement une représentation de l'eau minérale moins infidèle que ce que nous avons vu plus haut; s'il est loin de renfermer la totalité de ses principes, il conserve du moins une grande partie de ses éléments essen-

---

(8) Cette remarque s'applique à plusieurs sels ; je n'en citerai qu'un seul exemple : « Le sulfate de sesqui oxyde de fer est soluble dans l'eau ; mais il ne se redissout que très-lentement *lorsqu'il a été desséché.* » (Voy. Pelouze et Frémy, t. 2, p. 489).

tiels, et par là même, on se rapproche plus du but désiré, sans l'atteindre toutefois; car, il ne faut pas se le dissimuler, cette méthode laisse encore beaucoup à désirer: et d'abord, elle a un premier inconvénient fâcheux, c'est d'expulser tous les gaz, comme l'ébullition; et il ne faut pas songer à elle pour toutes les eaux hygiéniques gazeuses, qui se boivent comme eaux de table ou comme eaux médicinales; ensuite elle ne met pas à l'abri de toutes les réactions des sels les uns sur les autres: les affinités chimiques se modifient avec les degrés divers de concentration du véhicule; il en est d'elles comme de la solubilité: de même que les sels qui ont été dissous naturellement dans l'eau minérale les uns avec les autres et les uns par rapport aux autres, ne peuvent plus, après avoir été desséchés, se redissoudre tous et toujours dans le même ordre, comme il a déjà été démontré; que d'ailleurs certains d'entre eux deviennent insolubles ou peu solubles, et qu'en définitive on ne doit plus espérer faire reprendre exactement à la dissolution sa constitution primitive; de même aussi les affinités particulières, que développe ou favorise l'évaporation progressive, entraînent des échanges inévitables entre les acides et les bases, dont l'étude qui a précédé est de nature à donner une idée; si bien que l'opération transforme encore sous certains rapports la nature des éléments minéralisateurs qui vont rester dans le résidu.

Cet extrait de l'eau minérale, tel qu'on l'obtient, ne pourra guère s'administrer en boisson; mais, comme il retient incontestablement une partie des propriétés particulières de l'eau, il peut s'employer en bains, lotions, injections, et applications comme cataplasmes, fomentations, etc.; cela rentre dans la question des boues minérales, douées, comme on sait, de vertus qui ne sont point à dédaigner; on connait les boues de Néris, de Saint-Amand, de Neyrac, etc., dont la médecine a su tirer un utile parti.

Faisons maintenant connaître une troisième méthode qui paraîtra peut-être supérieure aux deux premières.

§ III. — CONCENTRATION PAR DES CONGÉLATIONS SUCCESSIVES.

Je crois cette méthode tout-à-fait nouvelle et inusitée en hydrologie médicale ; je ne pense pas qu'on ait jamais songé à l'employer dans aucun établissement thermal ; elle est même à peine connue dans l'industrie, où elle n'est utilisée que dans quelques cas rares ; elle est bien loin d'avoir l'extension qu'elle pourrait prendre, si on l'avait mieux appréciée.

Dans les deux méthodes précédentes, la chaleur, poussée jusqu'à l'ébullition dans un cas, et aidée de l'action du vide dans l'autre, fait la base de l'opération ; ici c'est le froid, porté bien au-dessous de zéro. La méthode nouvelle que je propose est fondée sur un principe qui fait loi en physique et en chimie, je veux parler de la théorie de la congélation ; plus les eaux minérales seront riches, plus leur sera exactement applicable ce que M. Guérard dit de l'eau de mer : « La grande quantité de substances salines que l'eau de mer tient en dissolution, ne permettant pas de l'employer comme boisson,. . . . trois moyens ont été proposés pour atteindre ce but. » *(Diction. de Méd. et de Chirurg.*, en 30 vol., art. Eau.) Or, la congélation figure la première parmi ces moyens ; quelle est donc son action ? L'auteur l'expose en ces termes : « La glace qui se forme à la surface de la mer ne renferme qu'une minime quantité de sels, et donne, par la fonte, une eau douce et bonne à boire. » (Id. ib.). Voici, d'après le même savant, les détails et les conditions du phénomène : « Lorsque l'eau contient des matières étrangères en dissolution, elle se gèle d'autant plus tard (voir Pouillet, *Éléments de Physiq.*, 4ᵉ éd., § 134) que leur proportion est plus grande. Il est même à noter que les éléments dissous se séparent de la portion congelée qui est formée d'eau presque pure, et restent mêlés à la partie qui persiste à l'état liquide. » (Id.)

On voit que c'est là une analyse naturelle (9) que le froid opère par lui-même ; ce sera une conquête précieuse que d'utiliser ces données scientifiques pour l'hydrologie médicale; rien de plus naturel que le manuel opératoire ; on soumet l'eau minérale, dans un réservoir approprié, à l'action d'un appareil à réfrigération qui fonctionne de façon à produire une série de congélations successives de la surface du liquide, et l'on enlève à fur et mesure la portion qui s'est congelée, c'est-à-dire qui s'est en partie dégagée de ses sels en se congelant : l'eau minérale, passant ainsi couche par couche à la forme solide, doit en fin de compte être réduite, non en une sorte d'extrait, ce qui serait dépasser et manquer le but désiré, mais à un degré déterminé de concentration. Les avantages de cette méthode me paraissent incontestables : comme on opère à une basse température, les gaz s'échappent beau-

---

(9) Des gens, qui se disent chimistes, ont voulu nier la réalité de ces faits ; je les laisse, pour toute réponse, en présence des citations suivantes : « Le froid, en d'autres termes la congélation, peut venir utilement en aide au chimiste analyste, toutes les fois qu'il veut préalablement dépouiller quelque liquide.... de son eau de composition, pour le conserver ou l'analyser mieux ensuite. » (Lacorbière, *Traité du froid*, 1839). — « Le moment de la congélation de l'eau est abaissé de plusieurs degrés lorsque ce liquide renferme certains sels en dissolution ; mais ce qu'il y a de remarquable c'est que, quand l'eau vient à se solidifier, elle perd tout le sel qu'elle renfermait ; la glace se trouve douce, et le liquide restant renferme le sel dont elle est dépouillée. Dans les pays froids, on emploie la congélation pour concentrer les eaux salées. » (Beudant, *Physique*, 6e édit.). — « L'eau qui tient un sel en dissolution le laisse précipiter lorsqu'elle se convertit en glace. Dans quelques contrées du Nord on profite du froid de l'atmosphère comme d'un moyen préparatoire pour extraire le sel des eaux de la mer ;... une partie de l'eau, en se congelant, abandonne les molécules salines qui se concentrent dans la portion encore liquide. » (Haüy, *Traité de Physique*, 4e édit. revue par Fleury, 1845). Voy. aussi Biot, *Traité de Physique*, en 4 vol. ; Balard, etc.

coup moins ; le froid combat leur tendance à la volatilisation, et de plus la couche de glace, qui se condense incessamment à la surface, leur ferme issue ; ils sont ainsi, pour la plupart, refoulés peu à peu vers le fond, et sont par suite conservés, du moins en grande partie, dans le liquide concentré (10).

La matière organique sera également conservée : le froid employé n'est point assez intense pour l'attaquer ; et elle se retrouvera à peu près intacte, avec les éléments solides, dans l'eau minérale sur laquelle on opère.

Ajoutons que c'est encore un des meilleurs moyens de retirer les sels naturels : c'est avec les manipulations de ce genre qu'on a le moins de décompositions à craindre ; mais ce serait une illusion de croire qu'on n'en aura pas du tout ; il y a encore quelques échanges de bases et d'acides, notamment entre les sulfates et les chlorhydrates ; je rappellerai que, dans une solution froide de sel marin et de sulfate de magnésie, le sulfate de soude étant le sel le moins soluble à froid et par là même devant se déposer le premier, entraînera ainsi pour se former une double décomposition. Ce n'est pas tout : il ne faudrait pas recourir à un froid trop intense ; on sait

---

(10) Des physiciens ont paru craindre que les gaz ne soient expulsés par le fait même de la congélation ; mais ils ont oublié que nous opérons ici dans des conditions particulières dont Brisson a parfaitement apprécié l'influence spéciale : « Lorque le froid agit sur une eau tranquille, il fait geler d'abord la surface ;.... la plus grande partie de l'air qui sort des pores de l'eau à mesure que ses parties se rapprochent pour se réunir et prendre une forme solide, ne pouvant s'échapper par la surface supérieure qui est déjà gelée, gagne le dessous, etc. » (*Traité de Physique*, tom. 2). Il restera à déterminer, et c'est là une question d'expérience que je ne veux pas trancher ici, quel est le degré précis de concentration de l'eau minérale le plus propre à conserver la majorité des gaz, en même temps qu'à prévenir les décompositions salines. — Les traités didactiques indiquent pour la génération du froid une foule de procédés divers dont plusieurs seront ici d'une application facile et économique. Il faudra surtout consulter à cet égard le savant travail de M. Balard sur la congélation de l'eau de mer pour en extraire les sels.

qu'une solution concentrée de chlorure de sodium devient solide à moins de **20** degrés (Guérard, *Diction. cité*, art. FROID).
Mais on n'a pas besoin d'arriver à une aussi basse température. (Voy. pour *l'action du froid sur les diverses solutions salines*
le tableau du professeur Despretz (*Traité de Physiq.)* reproduit
par M. Pouillet dans ses *Eléments de Physique*).

En résumé, cette troisième méthode semble de beaucoup
préférable aux deux autres : 1º Même en supposant l'eau réduite à l'état d'extrait humide, elle conserve les sels naturels
mieux que l'ébullition, et au moins aussi bien que l'évaporation dans le vide; comme la seconde, elle n'altère pas la matière organique que la première désorganise; elle a l'avantage
de conserver une partie des gaz qui sont perdus dans les
deux autres cas. Elle réunit les conditions désirables pour
satisfaire à toutes les indications que j'ai signalées à propos
de l'évaporation dans le vide. — 2º En supposant l'eau minérale réduite à l'état de concentration et non d'extrait, c'est
évidemment la meilleure des trois méthodes, celle qui reproduit le mieux l'ensemble des éléments minéralisateurs et dont
le résultat est la plus fidèle expression de sa composition
chimique. Non-seulement elle peut satisfaire à tous les usa-
ges sus-indiqués, mais encore, en perfectionnant les procédés,
elle pourra servir à la boisson et suppléer réellement l'eau
minérale elle-même.

Lyon. Impr. de Rey et Sézanne, rue Saint-Côme, 2.

9 782014 061598